BEI GRIN MACHT SICH IHR WISSEN BEZAHLT

- Wir veröffentlichen Ihre Hausarbeit, Bachelor- und Masterarbeit

- Ihr eigenes eBook und Buch - weltweit in allen wichtigen Shops

- Verdienen Sie an jedem Verkauf

Jetzt bei www.GRIN.com hochladen und kostenlos publizieren

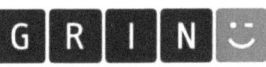

Hautschäden in der Stomaversorgung

Können Assessmentinstrumente Pflegekräfte in der Prävention und Versorgung von peristomalen Hautschäden unterstützen?

Robert Gratzl

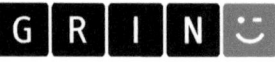

Bibliografische Information der Deutschen Nationalbibliothek:

Die Deutsche Nationalbibliothek verzeichnet diese Publikation in der Deutschen Nationalbibliografie; detaillierte bibliografische Daten sind im Internet über http://dnb.d-nb.de abrufbar.

ISBN: 9783346610928
Dieses Buch ist auch als E-Book erhältlich.

© GRIN Publishing GmbH
Nymphenburger Straße 86
80636 München

Alle Rechte vorbehalten

Druck und Bindung: Books on Demand GmbH, Norderstedt Germany
Gedruckt auf säurefreiem Papier aus verantwortungsvollen Quellen

Das vorliegende Werk wurde sorgfältig erarbeitet. Dennoch übernehmen Autoren und Verlag für die Richtigkeit von Angaben, Hinweisen, Links und Ratschlägen sowie eventuelle Druckfehler keine Haftung.

Das Buch bei GRIN: https://www.grin.com/document/1185113

Hautschäden in der Stomaversorgung

Können Assessmentinstrumente Pflegekräfte in der Prävention und Versorgung von peristomalen Hautschäden unterstützen?

Schriftliche Abschlussarbeit

Eingereicht von
Robert Gratzl

6. August 2021

Weiterbildung nach GuKG § 64 zur Kontinenz- und Stomaberatung

Abbildungsverzeichnis

Tabellenverzeichnis

Inhaltsverzeichnis

Einleitung

Produzenten von Stomaversorgungsprodukten bringen nahezu jährlich neue Entwicklungen auf den Markt, was zu einer großen Produktvielfalt führt. Deshalb braucht es besonders gut ausgebildetes Pflegepersonal, das die Eigenschaften und Stärken der Produkte und deren Einsatzgebiete gut kennt. Denn erst wenn die Versorgungsprodukte entsprechend und adäquat eingesetzt werden, ist für Stomaträgerinnen und Stomaträger ein selbständiges und gewohntes Leben wieder möglich. Damit dies gelingen kann, braucht es die Expertise einer Kontinenz- und Stomaberatung, welche die Patientinnen und Patienten ganzheitlich sieht. Das gilt insbesondere für das soziale Umfeld, die individuellen Gewohnheiten, die psychische Situation, aber auch für die räumlichen Möglichkeiten zuhause. All diese Einflussfaktoren fließen in die Beratung und Schulung von Stomaträgerinnen und Stomaträgern ein und können über den Erfolg der künftigen Stomaversorgung entscheiden.

Trotz all der umfangreichen Patienteneinschulungen können Komplikationen in der Versorgung auftreten. Die häufigste davon ist die plötzliche Veränderung des Hautzustandes rund um das Stoma. Dies äußert sich mit anfänglichen Rötungen, Jucken und Brennen bis hin zu offenen Hautschäden, die manchmal bis tief ins Gewebe reichen, schmerzhaft sind und nässend sein können. In diesen Fällen überschneidet sich die Stomaversorgung mit der Wundversorgung und zieht daraus passende Versorgungstrategien hinzu.

Wie bereits anfänglich hingedeutet, entwickelt sich die Stomatherapie laufend weiter, vom Erfahrungswissen hin zu einer spezialisierten Expertise. Es liegt auch viel an der Stomaträgerin und Stomaträger selbst, ob eine erfolgreiche Versorgung gelingt oder ob eine falsche Anwendung zu Hautkomplikationen führt. Wenn dies passiert, entstehen Unsicherheiten und Bedenken gegenüber den Produkten. Damit diese Komplikationen fachgerecht und professionell behandelt werden können, sollten von Beginn an standardisierte Assessmentinstrumente zum Einsatz kommen. Damit kann rasch ein Überblick verschafft und gleichzeitig der Behandlungsverlauf einheitlich dokumentiert werden. Zwar sind diese Werkzeuge bei Pflegekräften vielfach bekannt, diese werden aber im Pflegealltag nur selten eingesetzt. Die Hintergründe sind vielfältig und beginnen bei nicht angepassten digitalen Pflegedokumentationssystemen oder fehlenden Vorgaben durch das Qualitäts- und Risikomanagement der einzelnen Gesundheitsträger bis hin zu der häufig fehlenden kontroversen Diskussion über Assessmentinstrumente. (Vgl. Wiesinger, Meyer & Habermann, 2019, S. 19) Überdies braucht es Fortbildungen in diesem Bereich, um die Akzeptanz im pflegerischen Alltag zu stärken. Sogar gesetzlich vorgeschrieben sind Fortbildungspflichten nach § 4 Gesundheits- und Krankenpflegegesetz, um stets eine optimale Betreuung und Pflege am neuesten wissenschaftlichen Stand zu sichern.

Eine Umfrage von Wiesinger im Jahr 2019 bestätigt mit einer Zustimmungsrate von 91 Prozent, dass Schulungen im Bereich Assessmentinstrumente zur Klassifizierung von peristomalen Hautläsionen als sehr wichtig angesehen werden. (Vgl. Wiesinger, Meyer & Habermann, 2019, S. 19) Deshalb ist das Ziel dieser Abschlussarbeit, mittels qualitativem Literaturreview einen Überblick über peristomale Hautschäden und deren Assessmentinstrumente zu schaffen. Damit stellt sich die Frage, wie Assessmentinstrumente Pflegekräfte in der Prävention und Versorgung von peristomalen Hautschäden unterstützen könnten? Wie finden Klassifizierungssysteme vermehrt Einzug in die Pflegepraxis und gleichzeitig höhere Akzeptanz durch Pflegekräfte?

Die Literaturrecherche fand im Zeitraum zwischen Jänner 2021 und April 2021 statt. Die Recherche erfolgte zunächst nach geeigneten Büchern, Zeitschriften und Bibliotheken. Die Suche erweiterte sich auf die Online-Datenbanken Google Scholar, CINAHL und PubMed, vorwiegend in englischer Literatur. Die Schlüsselwörter Ostomy, Peristomal Disorder, Skin Disorder, Skin Disease, Assessment, Checklist und deren Synonyme wurden verwendet. Mit Trunkierungen (*) wurden die Suchergebnisse erweitert. Eingegrenzt wurde die Suche nach Studien in Full Text und veröffentlicht in den letzten 10 Jahren bezogen auf den Begriff „humans". Zusätzliche Kriterien waren, dass Studien in englischer und deutscher Sprache verfasst sind und in einem wissenschaftlichen Journal veröffentlicht wurden.

1. Das Stoma

Zur Indikation für eine Stomaanlage zähen meist bösartige Erkrankungen, Perforationen, entzündliche Darmerkrankungen oder Fehlbildungen. In allen Altersgruppen können Menschen davon betroffen sein, vom Frühgeborenen bis zum Greis. (Vgl. Pietzonka, Boesel & Marienfeld, 2021, S. 117) Der Begriff Stoma oder Stomie kommt aus dem Griechischen und wird übersetzt als Öffnung oder Mund. Ein Stoma ist eine operativ angelegte offene Verbindung zwischen inneren Hohlorganen und der äußeren Haut. Es dient zum Abtransport von Flüssigkeiten, wie Harn oder Stuhl oder Atemluft, wie am Beispiel eines Tracheostomas, oder Sondennahrung beim Gastrostoma. Der „Anus praeter" ist der Sammelbegriff für künstliche Ausleitungen aus dem Darm, sagt aber nichts aus über die Lokalisation der Ausleitung. Wobei je nach medizinischer Indikation in Darmstoma, Urostoma oder Gastrostoma unterschieden wird. (Vgl. Wiesinger & Stoll, 2012, S. 29)

Eine Stomaanlage wird ausschließlich durch Medizinerinnen und Mediziner durchgeführt, jedoch werden Beratung und Nachsorge von Pflegekräften übernommen. Ziel des gesamten Rehabilitationsprozesses ist es stets, die Stomaträgerinnen und Stomaträgern im Umgang mit dem Stoma kontrolliert in die Selbständigkeit zu führen. Dies beginnt bereits vor der Operation mit Beratungsgesprächen, Anleitungen über Hilfsmittel und einer angepassten Stomamarkierung und endet bei der Entlassung in einem adäquaten Case- und Nachsorgemanagement. (Vgl. Gruber & Heuwinkel-Otter, 2017, S. 13) Aber trotz der großen Unterstützung, die Stomaträgerinnen und Stomaträger erhalten, können Anwendungsfehler auftreten. Diese haben rasch einschränkende Effekte auf das Alltagsleben der Stomaträgerinnen und Stomaträger und werden nun in den nächsten Kapiteln umfassend beschrieben.

2. Peristomale Hautkomplikationen

Wie bereits anfangs erwähnt, haben peristomale Hautschäden verschiedene Ursachen und können maßgeblich zu Einschränkungen im Alltag führen. Nahezu jede Stomaträgerin oder Stomaträger ist irgendwann mit Komplikationen nach einer

Stomaanlage konfrontiert. Forscher gehen von einem Anteil zwischen 10 und 82 Prozent aus. (Vgl. Kwiatt & Kawata, 2013, S. 113) Die Ursachenbehebung muss daher in die Therapieplanung mit einfließen. Die klinische Beurteilung und der Status des Hautbildes, wie Ausbreitung, Tiefe und Schädigungsgrad der Haut oder Zustand des Gewebes, sind Grundlagen für die anschließenden Therapieentscheidungen. Für den Erfolg der Therapie ist die Akzeptanz der Stomaträgerin und des Stomaträgers essenziell, deshalb sollten sie in die Therapieplanung mit eingebunden werden. Als Risikofaktor für peristomale Hautschäden werden unterschiedliche Ursachen angeführt, die grob in der folgenden Abbildung 1 zusammengefasst sind.

Übersicht zu Risikofaktoren für Stoma Komplikationen	
Anlagebedingt	• Zu weit konfektionierte Stoma Öffnung • Unzureichende Mobilisation
Patientenspezifisch	• Gewichtsveränderung
Versorgungsbedingt	• Zu langes Belassen der Versorgung • Fehlende Schulung der Patientinnen und Patienten

Abbildung 1: Übersicht zu Risikofaktoren für Stoma Komplikationen

Frühe Hautkomplikationen, Ischämien bzw. Nekrosen des Stomas, Retraktionen, mukocutane Dehiszenzen und peristomale Abszesse treten meist bis zum dritten Monat nach der Stomaoperation peristomal auf. Als spätere Komplikationen, die mehr als drei Monate nach der Stomaanlage entstehen können, werden die peristomalen Hernien, Prolaps und Retraktionen genannt. Nahezu jede zweite Patientin oder Patient leidet irgendwann unter peristomalen Hautkomplikationen. Im Falle von anlagebedingten und patientenspezifischen Versorgungsproblemen wird die empirische Häufigkeit mit 18 – 55 Prozent beschrieben. (Vgl. Gröne, 2018, S. 152f) Die folgenden Kapitel beschrieben die Ursachen und Therapiemöglichkeiten von peristomalen Hautschäden.

2.1 Nahtdehiszenz

Eine Nahtdehiszenz entsteht durch teilweises und vollständiges Ausreißen der Nähte, welche das Stoma an der Bauchdecke fixieren. Meist durch sehr starken Zug auf die Nähte entsteht zwischen dem freipräparierten Darm und der Haut eine Lücke, eine sogenannte Haut-Schleimhautseparation (vgl. Ginsberg et al., 2017, S. 206). Diese Nahtstellen müssen vor den aggressiven Ausscheidungen geschützt werden. Dazu können Hautschutzringe, Pasten oder Modellierstreifen oder bei stärker nässenden Wunden Wundfüller verwendet werden, um das Exsudat zu binden. (Vgl. Marienfeld, 2020, S. 18) Wichtig ist jedoch, dass die Operateurin oder Operateur informiert wird und die Therapiestrategie festlegt. Zuvor sollte noch ein Wundabstrich aus dem Nahtbereich durchgeführt werden, damit anschließend die Wunde nach den Regeln der modernen Wundversorgung versorgt werden kann. Um den Zwischenraum zu spülen, können Knopfkanülen verwendet werden. Je nach Anordnung werden zur Spülung eine physikalische Kochsalzlösung oder Antiseptika verwendet. Wundhöhlen können mit Alginaten oder Hydrofaser aufgefüllt und anschließend die Stomaversorgung daran aufzubringen. Die Wechselintervalle richten sich nach der Infektion, Menge des Exsudats unter der Basisplatte. (Vgl. Ginsberg et al., 2017, S. 207)

2.2 Peristomale Kontaktdermatitis

Die Kontaktdermatitis ist die häufigste peristomale Hautkomplikation bei Stomapatientinnen und Stomapatienten und wird vor allem durch Unterwanderung von Ausscheidungen der Hautschutzplatte verursacht. Auch zu groß ausgeschnittene Hautschutzplatten, Verletzungen der Haut beim Entfernen sowie falsche Reinigungsmittel und Hautpflegeprodukte führen häufig zu Hautirritationen. (Vgl. Marienfeld, 2020, S. 19)

Es beginnt mit Symptomen wie Brennen, lokale Schmerzen, Rötungen und Undichtigkeit der Basisplatte, welche durch ständigen Kontakt der Haut mit Verdauungsenzymen im Stuhl ausgelöst werden. Durch die Kontaktdermatitis verschlechtert sich auch die Haftung der Basisplatte, was wiederum zur Unterwanderung und einer toxisch chemischen Reizung der Haut führt. Hierbei ist meist das kaudale Hautareal schwerer betroffen, ausgelöst durch die Schwerkraft. Ursache ist in vielen Fällen, dass ein Stoma postoperativ dazu neigt, abzuschwellen, aber das Loch der Basisplatte nicht angepasst wird. Dies führt zu freien Hautstellen zwischen Darmausgang und Basisplatte und zu Hautschäden. Eine weitere Ursache kann ein Darmprolaps sein, wenn die Basisplatte ausgeschnitten wird, um diese besser über den prolabierten Darm zu schieben. Somit kann die Basisplatte nicht mehr exakt mit dem Stomarand abschließen, um die Haut zu schützen. (Vgl. Iesalnieks, 2020, S. 97)

Um die Basisplatte passgenau anzubringen ist es ratsam den Hautschutz bei 12.00 ca. 1 – 2 cm einzuschneiden. Die Öffnung kann so größer gemacht werden, um eine gute Dichtigkeit wiederherzustellen, wird der Schnitt mit Paste aufgefüllt. Die Basisplatte ist somit leichter anzubringen und liegt nahe am Stomarand. Auch die Beschaffenheit der Hautumgebung und die Prominenz des Stomas sollten bei der Auswahl der Versorgungsmaterialien berücksichtigt werden, zumal bei prominenten Stomata dickere Basisplatten oder gewölbte Hautschutzringe verwendet werden sollten. Zusätzlich können Pasten oder Modellierstreifen helfen, offene Haustellen abzudecken.

Bei geringer Prominenz vom Stoma sollte auf softkonvexe oder konvexe Versorgungsmaterialien zurückgegriffen werden. Bei gereizter, aber nicht nässender Haut könnte an einen hygroskopischen Hautschutz gedacht werden. Bei nässenden oberflächlichen peristomalen Hautläsionen sollte zur Abtrocknung ein Stomapulver dünn gestreut werden. Pulver haftet an den feuchten Stellen und kann so lokal gezielt ihre Wirkung entfalten. Das Hydrokolloidpulver verbindet sich mit der Basisplatte und erreicht so eine optimale Wirkung. Die verschiedenen Stomapulver können mit allen sich am Markt befindlichen Basisplatten kombiniert werden. Pasten mit Alkohol ist bei gereizter Haut obsolet. Diese können einzig bei intaktem Hautzustand verwendet werden und man sollte sich vor dem Auftragen ausreichend Zeit nehmen, damit der Alkohol abdunsten kann. Bei peristomaler Hautirritation sollten sofort Maßnahmen ergriffen werden, denn ein langes Zuwarten verschlimmert das Hautbild. (Vgl. Ginsberg et al., 2017 S. 192ff)

2.3 Allergisches Kontaktekzem

Grundsätzlich können alle Stomaversorgungsprodukte allergische Reaktionen der Haut auslösen. Das kann auch bei längerer Anwendung von Produkten entstehen und ist keine Seltenheit (vgl. Pietzonka, 2016, S. 30). Allergiesymptome der Haut äußern sich ähnlich einer Kontaktdermatitis mit Rötung, Jucken und teilweise nässender Haut. Bei stärkerer Ausprägung kommt es zu Bläschen, Papeln und weißlich-gelben Ablagerungen im Kontaktbereich. Sie ist klinisch meist scharf begrenzt, und die Ursache besteht in einer Überempfindlichkeit gegenüber Pflege- oder Versorgungsutensilien. Damit sind vorwiegend Verbandsklebstoffe, Basisplatte, Seife, Beutelfolien oder andere Pflegehilfsmittel gemeint. Wenn eine Person zu Allergien neigt, könnte diese bereits präoperativ durch einen Allergologen getestet werden, um spätere Komplikationen frühzeitig zu vermeiden. Falls ein Allergieauslöser gefunden wird, muss ein alternatives Produkt von einem anderen Hersteller verwendet werden. (Vgl. Marienfeld, 2020, S. 19) Ergänzt wird der Allergietest durch eine genaue Anamnese hinsichtlich der Versorgung im Alltag und die genaue Erfassung der Hautpflegeprodukte und Hautschutzmaterialien. (Vgl. Ginsberg et al., 2017, S. 197)

2.4 Follikulitis

Eine Entzündung der Haarwurzel und Haarkanäle ist die Ursache einer Follikulitis, die sich in der peristomalen Hautumgebung gerne manifestiert. Durch Entfernen der Hautschutzplatte beim Versorgungswechsel können Haare aus dem Haarkanal rausgerissen werden. So entstehen kleine punktuelle Rötungen, die bei Verschmutzung mit Ausscheidungen, Hautentzündungen mit Juckreiz und Brennen auslösen. Deshalb sollte im Bereich der Hautschutzplatte gründlich rasiert werden und ein zweiteiliges System verwendet werden. Damit wird das Manipulieren auf der gesunden Haut verringert und sie bekommt wieder Zeit, sich zu beruhigen. (Vgl. Marienfeld, 2020, S. 20)

Auch das Heranziehen von Pflasterlösern beim Entfernen der Hautschutzplatte kann diese Hautreizungen verringern. Ergänzend ist eine Schulung im Rasieren der Haare sinnvoll, um eine Follikulitis zu verhindern. (Vgl. Ginsberg et al., 2017, S. 190)

2.5 Chronische Feuchtigkeit peristomal

Unter einer chronischen Hautfeuchtigkeit wird die Überlastung der Haut mit zu viel Feuchtigkeit verstanden. Dies führt zu sogenannter Mazeration oder umgangssprachlich „Waschfrauenhändehaut", deren Symptom eine weißliche, aufgequollene, faltige Haut ist. Die Ursachen sind eine zu groß ausgeschnittene oder eine unterwanderte Hautschutzplatte. Auch ein zu langes Belassen der Hautschutzplatte kann zu Mazerationen führen und bei Nichtbehandlung in eine pseudoepitheliale Hyperplasie münden. Deshalb sollte durchwegs auf eine optimal angepasste Hautschutzplatte geachtet und bei Mazeration die Wechselintervalle verkürzt werden. Denn eine korrekte Abdichtung ist die effektivste Vorbeugung gegenüber Mazerationen. (Vgl. Ginsberg et al., 2017, S. 197)

3. Präventive Maßnahmen

Um peristomale Hautirritationen zu verhindern, ist eine korrekte Anwendung der Versorgungsmaterialien unbedingt nötig. Dazu gehören anfänglich Schulungen der Stomaträgerinnen und Stomaträger, mehrmaliges Vorzeigen und Üben sowie engmaschige Kontrollen der Durchführung. Stomaträgerinnen und Stomaträger müssen von Anfang an aufgeklärt werden, was Entzündungen, Reizungen der peristomalen Umgebung bedeuten und welche Konsequenzen eine unachtsame Pflege hat. Hautirritationen dürfen keinesfalls als normal angesehen werden, und es muss bei Überforderung auf jeden Fall eine Fachkraft kontaktiert werden, die mit der Versorgung des Stomas vertraut ist.

Dabei ist es notwendig, den Verlauf zu kontrollieren und dokumentieren und wo standardisierte Assessmentinstrumente zur Verfügung stehen, diese auch zu nutzen. Die Dokumentation sollte klar und logisch formuliert sein und vage Interpretationen vermieden werden. Vor allem wenn die Stomaträgerinnen und Stomaträger nicht ständig von derselben Pflegekraft betreut werden, sollte eine einheitliche Beschreibung verwendet werden, um Hautveränderungen besser evaluieren zu können. (Vgl. Wiesinger & Stoll, 2012, S. 88)

3.1 Reinigung

Eine gesunde peristomale Haut ist besonders von Bedeutung, um eine komplikationslose und schmerzfreie Versorgung zu gewährleisten. Deshalb muss diese regelmäßig, bei jedem Versorgungswechsel, gereinigt und auf Veränderungen inspiziert werden. Dazu sollten ein paar Grundregeln zur Reinigung beachtet werden, die eine Verlängerung der Tragedauer unterstützt. Zunächst sollte auf das Reinigen mit Schwämmen und Waschlappen verzichtet werden, denn diese sind häufig ein Nährboden für Krankheitserreger. Es sollte auf weiche Vliesstoffkompressen zurückgegriffen werden, die durch ihre weiche Beschaffenheit, gute Flüssigkeitsaufnahme von Sekreten und geringe Faserung, die Darmschleimhaut nicht verletzen. Auch Reiben oder festes Rubbeln kann zu Hautirritationen oder Schleimhautschäden führen.

Zur Reinigung der Stomaumgebung sollte warmes Wasser verwendet werden, und eventuell kann bei grober Verschmutzung eine PH-neutrale Seife eingesetzt werden. Andere Seifen eigenen sich nicht zur Reinigung, weil diese den PH-Wert im Säureschutzmantel der Haut erhöhen und somit die Keimbarriere inaktivieren. Die Reinigung der Haut sollte bei Ileo- und Kolostoma kreisförmig von außen nach innen und bei Urostoma von innen nach außen gereinigt werden und anschließend die Haut mit zwei trockenen Kompressen trocknen. Weiters sollte zur Gänze auf parfümierte Produkte verzichtet werden, weil diese zu Allergien und Hautirritationen führen. Die verschiedenen Basisplatten sind auf den natürlichen PH-Wert der Haut angepasst und halten besser auf intakter gesunder Haut. (Vgl. Wiesinger & Stoll, 2012, S. 74f)

3.2 Die Versorgung dem Stoma richtig anpassen

Die korrekte Anpassung der Versorgung an das Stoma muss in den ersten Monaten mehrmals korrigiert werden, da sich postoperativ der Durchmesser des Stomas verringert. Deshalb wird die Stomaträgerin und der Stomaträger geschult die Stomagröße beim Versorgungswechsel zu kontrollieren und gegebenenfalls passende Produkte zu ordern. Regelmäßige Kontrollen durch Stomaberaterinnen oder Stomaberater sind notwendig, um Anwendungsfehler zu korrigieren. Die Auswahl einer optimalen Hautschutzplatte orientiert sich idealerweise an der Menge des

Exsudats. Zusätzlich sollte auf die Form der Hautschutzplatte, ob plan, konvex oder soft konvex, die einen Einfluss auf die Dichtheit hat, geachtet werden. Die Wechselintervalle sollen so geplant werden, dass sich die Hautschutzplatte nicht erschöpft oder auflöst. (Vgl. Ginsberg et al., 2017, S. 193)

4. Assessmentinstrumente

Um rasch einen besseren Überblick über eine peristomale Hautläsion zu erlangen, ist es ratsam, Scoring-Systeme anzuwenden. Dazu können Assessmentinstrumente herangezogen werden, die eine professionelle Anwendung von pflegerelevanten Variablen zur Beurteilung von speziellen Fällen und deren Interpretation darstellen (Vgl. Wiesinger, Meyer & Habermann, 2019, S. 12). Ein Assessment kann schließlich einen Gegenstand rasch objektiv erfassen, und deren Auswertung und Analyse erfolgt durch den Anwender (vgl. Panfil & Schröder, 2015, S. 83). Dazu werden nun einige Scoring-Methoden näher erläutert.

4.1 S.A.C.S-Score

Damit Klassifizierungsinstrumente eine sichere und genaue Anwendung im Alltag finden, ist es wichtig, diese einfach zu gestalten. Ein Klassifizierungsinstrument sollte beschreibend, verständlich und objektiv sein. Mit dem S.A.C.S-Score (Studio Alterazioni Cutanee Stomali) entstand im Jahr 2006 in Italien ein Einschätzungsinstrument, welches diese Eigenschaften integriert. Ein Team aus sieben Stomatherapeutinnen und -therapeuten und vier Chirurginnen und Chirurgen aus acht verschiedenen Einrichtungen aus ganz Italien untersuchte, fotografierte und dokumentierte peristomale Hautveränderungen. Im Jahr 2007 wurde dieses Instrument erstmals am ECET Kongress in Salzburg Europaweit präsentiert.

Es wurden Blutproben analysiert, um mögliche metabolische Entgleisungen bei peristomalen Hautläsionen auszuschließen. Die Datenerhebung dauerte zwei Jahre, zwischen Dezember 2003 und Februar 2006, und schloss 656 Stomaträgerinnen und

Stomaträger in die Studie ein. Diese wurden zunächst in zwei Gruppen unterteilt, nämlich in jene, in der peristomale Hautläsionen bereits im Zeitraum bis zu einem Jahr nach der Operation auftraten, und jene, wo Komplikationen erst nach einem Jahr entstanden.

In dieser Studie konnte nachgewiesen werden, dass mit 60 Prozent ein signifikant höherer Anteil der Patientinnen und Patienten bereits innerhalb des ersten Jahres nach der Operation peristomale Hautläsionen entwickelt. Während der Sichtung und Bewertung von 800 Fotos wurde eine Methode angewandt, welche zu dem damaligen Zeitpunkt bereits in der Brustkrebsdiagnostik Verwendung fand, nämlich eine topographische Einteilung der peristomalen Hautumgebung in vier Quadranten, von eins bis vier im Uhrzeigersinn, mit dem Darmausgang (TV) als Zentrum. Um die Orientierung bei der Beschreibung in der Dokumentation zu standardisieren, werden der betroffene Quadrant oder mehrere betroffene topographische Quadranten als T bezeichnet und in Verbindung mit der Quadrantenzahl benannt. (Vgl. Bosio et al., 2007, S. 41) So ist eine vereinfachte und verkürzte Beschreibung möglich. Die nachfolgende Abbildung 2 dient als Orientierungshilfe. Sie wurde bereits in vielen italienischen Einrichtungen übernommen und findet auch international zunehmend Verwendung.

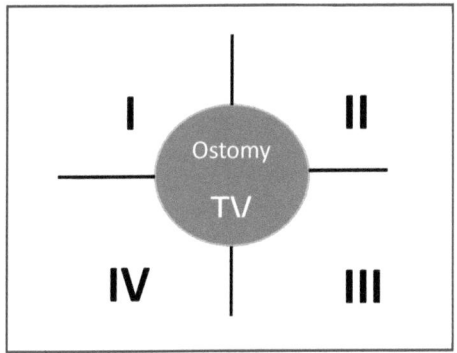

Abbildung 2: Topography (T) of peristomal skin disorders (Vgl. Bosio et al., 2007, S. 41).

Die ursprüngliche Version von Bosio (2006) wurde nach der Validierung durch die Kollegen in den USA 2007 überarbeitet und die Topografie der Felder dem Uhrzeigersinn angepasst, so wie in Abbildung 3 dargestellt.

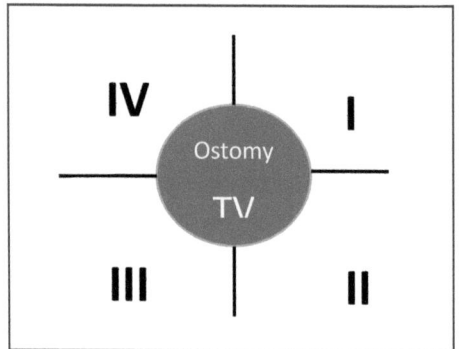

TI	12 bis 3 Uhr
TII	3 bis 6 Uhr
TIII	6 bis 9 Uhr
TIV	9 bis 12 Uhr
TV	Alle Quadranten

Abbildung 3: Anpassung der peristomalen Hautareale

Der SACS-Score dient nicht nur der topographischen Einteilung der peristomalen Hautumgebung, sondern er bewertet auch den Grad der Hautirritation. So werden klinisch beurteilbare Hautschäden in fünf Grade unterteilt und mit einem L (engl. Lesion) gekennzeichnet. Diese werden in nachfolgender Tabelle 1 aufgelistet.

Grad	Definition	Beschreibung
L1	Hyperämische Läsion	Rötung ohne Gewebsverlust
L2	Erosive Läsion	Gewebsverlust bis in die Dermis
L3	Ulzerative Läsion	Offene Läsion bis in die Subkutis
L4	Ulzerative Läsion fibrinös/nekrotisch	Offene Läsion mit fibrinösem oder nekrotischem Gewebe
LX	Proliferative Läsion	Atypisches Wachstum: Granulom, Oxalatablagerung, Neoplasien

Tabelle 1: SACS-Klassifizierung von peristomalen Hautschäden (Vgl. Bosio et al., 2007, S. 41).

In der Dokumentation würde eine Veränderung der peristomalen Hautumgebung zum Beispiel mit L2 TV, III angegeben, was bedeutet, dass sich ein oberflächlicher peristomaler Gewebsverlust bis inklusive Dermis im Bereich links unten bis links oben befindet. Es ist eine deskriptive Beschreibung des irritierten Hautzustands und an welcher Stelle sich dieser befindet. Es ist aber nicht möglich, den Erfolg einer Therapie zu messen und daraus weitere Maßnahmen abzuleiten. Dazu braucht es weitere Scoring-Systeme, wie den DET-Score, kombiniert mit einer laufenden Photodokumentation, um den Verlauf zu erheben und zu dokumentieren. Andererseits beschreibt der SACS-Score nicht, wenn Ulzerationen bis unterhalb der Muskelschicht reichen. Hier ist die ursprüngliche Gradeeinteilung mit SACS-Score beschränkt. Um diesem Umstand entgegenzutreten, beschäftigte sich erneut ein italienisches Team aus vier Rehabilitationszentren in einer Beobachtungsstudie 2016 mit dem SACS-Score.

Dieses Team kam zum Schluss, einen weiteren Grad hinzuzufügen, um Läsionen bis unterhalb der Muskulatur abbilden zu können. Sie änderten die Bezeichnung SACS-Score in die neue Bezeichnung SACS-Score 2.0 und fügten einen neuen Läsionsgrad L5 mit der Definition Ulzeration mit Beteiligung der Schichten unterhalb der Muskelschicht, mit oder ohne Fibrinbelag, Nekrosen, Eiter oder Fisteln hinzu. In der Studie wird die Erhebung aber von Verzerrungen beeinflusst, denn die Anzahl der Stomaträgerinnen und Stomaträger mit L5 war sehr gering. Weiters sind die Patientinnen und Patienten erhöhten Risiken wie operativen Eingriffen, häufigen Wundheilungsstörungen oder Dehiszenz nach einer Operation ausgesetzt. (Vgl. Antonini et al., 2016, S. 28) In der folgenden Tabelle 2 wird dies anschaulich dargestellt.

Grad	Definition	Beschreibung
L1	Hyperämische Läsion	Rötung ohne Gewebsverlust
L2	Erosive Läsion	Gewebsverlust bis in die Dermis
L3	Ulzerative Läsion	Offene Läsion bis in die Subkutis
L4	Ulzerative Läsion fibrinös/nekrotisch	Offene Läsion mit fibrinösem oder nekrotischem Gewebe
L5	Ulzeration mit der Beteiligung der Schichten unterhalb der Muskulatur. (mit oder ohne Fibrinbelag, Nekrose, Eiter oder Fisteln)	Offene Läsion bis unterhalb der Muskelfaser. Unabhängig mit oder ohne Fibrinbelag, Nekrose, Eiter oder Fisteln
LX	Proliferative Läsion	Atypisches Wachstum: Granulom, Oxalatablagerung, Neoplasien

Tabelle 2: SACS-Score 2.0 nach Antonini (2016)

4.2 DET-Score

Ein weiteres Assessmentinstrument ist der DET-Score, der durch Stoma-Therapeutinnen und Therapeuten sowie Dermatologinnen und Dermatologen entstand. Der Schwerpunkt des DET-Scores ist die einheitliche Beschreibung von peristomalen Hautläsionen, welche Hautschäden gemäß ihrer Ursache zuordnet. Die Abkürzung DET selbst steht für Farbveränderung (Discolouration), Hauterosion (Erosion) und Hypergranulation (Tissue overgrowth). Mit diesem Assessmentinstrument können Veränderungen nach gesetzten Maßnahmen an der peristomalen Umgebung rasch erkannt werden. Somit ist gewährleistet, dass Pflegepersonen eine Veränderung rasch und standardisiert evaluiert werden und unnötige vorschnelle Änderungen von Maßnahmen vermieden werden. (Vgl. Wiesinger, Meyer & Habermann, 2019, S. 12)

Es handelt sich dabei um ein zuverlässiges und valides Klassifizierungsinstrument zur Beurteilung detaillierter klinischer Informationen, was im Pflegealltag essenziell ist, um rasch Pflegeentscheidungen zu fällen. Das Instrument besteht aus drei Kategorien, Discolouration, Erosion und Tissue overgrowth, welche jeweils in null bis drei Punkte unterteilt sind. Die peristomale Hautläsion wird anhand dieser Punkte beurteilt und anschließend addiert, was zu einem Ergebnis zwischen null und fünfzehn führt. Ist die Gesamtpunktezahl zwischen null und drei, spricht man von einer milden Hautläsion, bei einer Punkteanzahl von vier bis sieben von einer moderaten und bei sieben bis fünfzehn von einer starken Irritation der Haut. (Vgl. Martins et al., 2010, S. 964) Die nachfolgende Tabelle 3 soll das DET-Scoring-System nun veranschaulichen.

Discolouration	Fläche	Schweregrad
Normale Haut. Keine sichtbaren Veränderungen	Punkte = 0	automatisch
< 25 % der vom Hautschutz bedeckten Haut	Punkte = 1	Leichte Rötung, Farbänderungen
25 % - 50 % der vom Hautschutz bedeckten Haut	Punkte = 2	
> 50 % der vom Hautschutz bedeckten Haut	Punkte = 3	Tiefe Rötung, aufgeweichte Haut
Erosion		
Keine Erosion/ Keine Hautdefekte	Punkte = 0	automatisch
< 25 % der vom Hautschutz bedeckten Haut	Punkte = 1	Schädigung der obersten
25 % - 50 % der vom Hautschutz bedeckten Haut	Punkte = 2	Hautschicht
> 50 % der vom Hautschutz bedeckten Haut	Punkte = 3	Schädigung der Dermis mit Blutungen/Sezernierung
Tissue overgrowth		
Keine Hypergranulation	Punkte = 0	automatisch
< 25 % der vom Hautschutz bedeckten Haut	Punkte = 1	Hypergranulation beeinträchtigt
25 % - 50 % der vom Hautschutz bedeckten Haut	Punkte = 2	Auflegen des Hautschutzes
> 50 % der vom Hautschutz bedeckten Haut	Punkte = 3	Blutungen und Schmerzen

Tabelle 3: DET-Score-Einteilung (Vgl. Wiesinger & Stoll, 2012, S. 88).

Dieses Assessmentinstrument sollte stets ergänzend zur Gesamtbeurteilung einer peristomalen Hautläsion verwendet werden. Dieser Score kann Vorteile bringen, wenn er kontinuierlich durchgeführt wird. So kann er Verlaufsveränderungen rasch und einfach darstellen, und demzufolge können Behandlungsstrategien überlegt und geplant werden. Er sollte aber immer in Kombination mit anderen Assessmentinstrument verwendet werden, denn seine Aussagekraft bezieht sich nur auf die klinische Beurteilung der Hautläsion, nicht aber auf die Versorgungsqualität oder Lokalität, wie dies andere Systeme beschreiben.

5. Maßnahmen zur Versorgung peristomaler Hautirritationen

Das Ziel der Stomaberatung ist es, die Selbständigkeit der Patientinnen und Patienten im Umgang mit dem Stoma zu erlernen und laufend zu verbessern. Das Ergebnis einer Studie der beiden Selbsthilfeorganisationen Deutsche ILCO e. V. und Stoma-Welt und der Fachgesellschaft Stoma, Kontinenz und Wunde (FgSKW), zu der 511 Betroffen befragt wurden, konnte aufzeigen, dass 85 Prozent die Stomaversorgung selbständig durchführen und 15 Prozent Unterstützung von Angehörigen oder Hilfsdiensten erhalten.

Mehr als zwei Drittel gaben an, dass sie ein gutes oder sehr gutes Wissen über die Stomaversorgung haben, und 70 Prozent gaben an, dass sie Komplikationen gut einschätzen können oder bei der Versorgung Hilfe in Anspruch nehmen. Vorwiegend treten sehr häufig peristomale Komplikationen auf, und so konnte erhoben werden, dass Personen mit älteren Stomaanlagen eine höhere Versorgungskompetenz aufwiesen als andere. 77 Prozent der Befragten waren in den letzten drei Monaten von peristomalen Hautirritationen betroffen. Die Ursachen sind vielfältig, und eine genaue Analyse für eine zielgerichtete Versorgungsanpassung zu planen (Vgl. Marienfeld, 2020, S. 20).

Eine weitere Studie aus dem Jahr 2021 bestätigt, wie wichtig die Lage des Stomas ist, um Hautläsionen zu verhindern. Die Forscher kamen zur Erkenntnis, dass es einen starken Zusammenhang zwischen peristomalen Hautirritationen, dem Body-Mass-Index > 25 kg /m² und einer niedrigeren Stomahöhe bis 20 mm gibt. (Vgl. Maeda, 2021, o. S.) Dieses Wissen und die abgeleiteten Maßnahmen bei peristomalen Hautirritationen sind essenziell und unbedingt notwendig, damit eine komplikationslose Stomaversorgung über einen langen Zeitraum gewährleistet werden kann.

5.1 Präventiver Hautschutz

Die Gesundheit der peristomalen Haut ist für Menschen mit einem Stoma ein häufiges Problem. Hautbarrieren bieten eine Möglichkeit zur Unterstützung und Pflege der peristomalen Haut durch verbesserte Inhaltsstoffe von Hautschutzprodukten. Seit Mitte des 20. Jahrhunderts produzieren Herstellerunternehmen Stomaprodukte für Stomaträgerinnen und Stomaträger. In den 60er-Jahren wurden vorwiegend Produkte verwendet, die hauptsächlich auf Basis von Karaya hergestellt wurden, was sich aber ab den 70ern hin zur Versorgung mit hydrokolloidem Hautschutz veränderte. Für die Entscheidungsfindung, welches Produkt verwendet werden soll, sollte auf den Transdermalen Wasserverlust (TEWL) geachtet werden, der eine objektive Möglichkeit bietet, hautablösende Effekte von Hautschutzprodukten besser einzuschätzen. Dazu wurden auf mehreren Körperstellen, wie Bauch oder Unterarminnenfläche, Hautschutzplatten mehrmals entfernt, um so eine Veränderung der Haftfähigkeit zu erkennen. Es stellte sich mit der Entwicklung von Ceramid-infundierten Hautschutzbarrieren heraus, dass bei Erhaltung der funktionellen Eigenschaften Vorteile für die peristomale Haut, wie einfache Anwendung, einfache Handhabung, ausreichende Klebrigkeit existieren. Ceramide in Hautschutzprodukten können Erytheme und damit Juckreiz bei Kontaktdermatosen verringern oder gar auflösen. (Vgl. Hoeflok, 2016, S. 19)

5.2 Guidelines zur Stomamarkierung

Bereits die Lage eines Stomas entscheidet darüber, ob sich Hautirritationen einfacher bilden können. Um die Gefährdung zu reduzieren, ist ein umfassendes Beratungsgespräch mit einer Stomatherapeutin oder einem Stomatherapeuten sowie eine gut überlegte und korrekte Hautmarkierung unbedingt notwendig. Bereits vor der Operation sollte die ideale Position des Stomas besprochen, auf der Bauchhaut angezeichnet und der Umgang beim Versorgungswechsel geschult und geübt werden. So kann sich die Stomaträgerinnen oder der Stomaträger bereits im Vorfeld mit dem Thema auseinandersetzen und rechtzeitig Fragen stellen. Das primäre Ziel ist die komplikationslose selbständige Versorgung des Stomas durch die Stomaträgerin und Stomaträger.

Damit die richtige Stelle für das künftige Stoma markiert werden kann, muss jedoch zunächst die Operationsart bekannt sein. Damit lässt sich die abdominale Stelle bereits zu Beginn eingrenzen. Die Stomatherapeutinnen und Stomatherapeuten inspizieren zunächst die gesamte Bauchoberfläche auf Hautfalten im Sitzen und in Liegeposition, auf tiefe Narben, Knochenvorsprünge, Behaarung und welche Alltagskleidung die Stomaträgerin oder Stomaträger gerne trägt. Hinzu kommen Fragen zum Alltagsverhalten und zu Gewichtsveränderungen. Im Sitzen kommt zu einem vorgewölbten Abdomen, was für die Markierung ausschlaggebend ist. Zunächst werden die Patientinnen und Patienten angewiesen, den Bauchmuskel Musculus rectus abdominis anzuspannen und zu entlasten, damit dieser gut tastbar und sichtbar wird. (Vgl. Wiesinger & Stoll-Salzer, 2012, S. 65f)

Die präoperative Stomamarkierung durch die Chirurgin oder Chirurgen sowie Stomatherapeutinnen und Stomatherapeuten reduziert die Gefahr struktureller Stomakomplikationen signifikant und ist kombiniert mit einer allumfassenden Aufklärung und Vorbereitung der Patientinnen und Patienten verpflichtend. (Vgl. Vilz, Websky, Kalff & Stoffels, 2020, S. 271)

6. Alternative Versorgungsmöglichkeiten

Uneingeschränkte Selbständigkeit ist für den Menschen ein essenzielles Gut, welches sich durch ein Stoma rasch reduzieren kann. Besonders gilt dies, wenn sich peristomale Hautschäden bilden, die meist verschiedene Ursachen haben. Um diesen präventiv entgegenzutreten, können Versorgungsmöglichkeiten helfen, die kognitive und psychomotorische Fähigkeiten voraussetzen. Diese können bereits prophylaktisch im Vorfeld oder kurativ eingesetzt werden, wenn es das Ziel ist, die Haut vor aggressiven Ausscheidungen zu schützen. Deshalb werden in den nächsten beiden Kapiteln zwei Methoden und ihre Anwendung vorgestellt, die dabei helfen sollen, einen möglichst komplikationslosen Alltag zu leben.

6.1 Irrigation

Die Irrigation ist eine Möglichkeit, bei der Stomaträgerinnen und Stomaträger eine Kontinenz bis zu 48 Stunden erhalten, um so die Haut über einen begrenzten Zeitraum vor Ausscheidungen zu schützen. Medizinische Indikationen zur Entleerung des Darms sind die Vorbereitung für eine sonographische Untersuchung oder eine geplante Rückoperation des Stomas. Dazu wird zunächst mit der behandelnden Ärztin oder Arzt Rücksprache gehalten, um eventuelle Kontraindikationen zu erläutern. Nach frühestens sechs Wochen kann postoperativ mit der Irrigation begonnen werden zu schulen, jedoch müssen Stomaträgerinnen und Stomaträger in ausreichend guter körperlicher und kognitiver Verfassung sein und geeignete sanitäre Räumlichkeiten zur Verfügung stehen, damit dies in Ruhe durchgeführt werden kann. Es sollte bereits im Umgang mit seinem Stoma vertraut sein, damit er den Versorgungswechsel selbständig durchführen kann. (Vgl. Wiesinger & Stoll, 2012, S. 90)

Die Irrigation wird mit körperwarmem Leitungswasser ohne Zusätze durchgeführt. Deshalb erhöht sich die Darmfüllung und löst einen orthokolischen Reflex aus, was zu einer reaktiven Massenperistaltik führt. Es kommt zu einer Komplettentleerung des Darms, was wiederum zu ausscheidungsfreien Zeiten bei Sigmoidostoma oder Descendostoma, sowie einer signifikanten Verringerung der Gasbildung und Geräuschbelastung, führt. Es kommt zu einer maßgeblichen Verbesserung der Lebensqualität, weil die Stomaträger die Ausscheidungszeiten selbst beeinflussen können und in der ausscheidungsfreien Zeit diskrete Hilfsmittel, wie Stomakappe oder Minibeutel verwenden können.

Bevor eine Schulung der Stomaträgerin oder Stomaträger zur Irrigation erfolgt, muss dies mit der Chirurgin oder Chirurgen abgeklärt werden, ob Kontraindikationen bestehen. Eine wesentliche Kontraindikation ist, wenn es sich um ein temporäres Stoma handelt, denn erst nach frühestens vier Wochen postoperativ darf mit der Irrigation begonnen werden, und der Effekt der ausscheidungsfreien Zeit tritt erst nach ein bis zwei Monaten auf. Ein temporäres Stoma kann hingegen bereits nach sechs Wochen wieder zurückoperiert sein. Wenn nichts dagegenspricht und es sich um ein permanentes Stoma handelt, kann während des Rehabilitationsaufenthaltes oder im häuslichen Setting mit der Einschulung begonnen werden. Dazu sollte zunächst abgeklärt werden, ob die Stomaträgerinnen und Stomaträger einen Vorteil in der Irrigation sehen und ob es realistisch durchführbar und hilfreich für ihn ist. Ebenfalls zu klären ist, ob die Stomaträgerinnen und Stomaträger im Umgang mit dem Stoma ausreichend vertraut sind. Kommt es bereits zu regelmäßigen geformten Ausscheidungen und ist das Stoma bereits gut angeheilt. Die Anleitung passiert Schritt für Schritt und es wird zunächst erklärt, danach unter Anleitung durchzuführen. (Vgl. Gruber et al., 2017, S.151)

Ein Beratungsgespräch sollte Ängste und Bedenken aus dem Weg räumen und an die Stomaträgerinnen und Stomaträger angepasst und wenn nötig mehrmals durchgeführt werden. Die Spülung kann im Stehen oder Sitzen mit ca. 1500 ml körperwarmem Leitungswasser erfolgen. Ein Entleerungsbeutel kann entweder direkt auf die Haut geklebt oder auf der Basisplatte fixiert werden. Mit einem Irrigationskonus wird zunächst der Ausgangsbereich des Darms freigespült. Anschließend wird mit weiteren 500 – 1500 ml Leitungswasser in den zuführenden Teil des Stomas eingebracht. Dieser Vorgang sollte bis zu 15 Minuten dauern, die Spülflüssigkeit kann dabei auch das Zökum erreichen. Der Konus sollte nicht sofort wieder entfernt werden und der Konus aufgesetzt gehalten werden, bis eine spürbare Peristaltik einsetzt. Die getriggerte Darmentleerung kann bis zu 30 Minuten andauern und wird anfangs noch mit einem Beutel versorgt, um das Verhalten des Darms besser kennenzulernen.

Die Gefahr von Blutungen oder Perforationen ist minimal, jedoch klagen manche Stomaträgerinnen und Stomaträger über Kreislaufschwierigkeiten oder Krämpfe, wenn die Einlaufgeschwindigkeit zu hoch oder das Wasser zu kalt ist. Dann sollte der Vorgang sofort abgebrochen werden, damit sich die Symptome nicht verschlechtern. (Vgl. Iesalnieks, 2020, S.173) Mit einer Irrigation lassen sich bereits präventiv peristomale Hautläsionen vermeiden, darüber hinaus kann die Abheilung von bereits entstandenen Schäden unterstützt werden.

6.2 Kolostomieverschluss

Nach einer ausgiebigen Darmentleerung kann der Darm mit einem Verschlusssystem temporär verschlossen werden. Statt einer herkömmlichen Beutelversorgung steht eine Stomaabdeckung mit einem Polyurethantampon zur Verfügung, welches in das Stoma eingeführt wird, um es abzudichten. Damit kann bereits ab der sechsten Woche nach der Operation begonnen werden Es ist aber notwendig, dass die Ausscheidungszeiten antrainiert sind, damit zu festgelegten Zeiten entleert werden kann. Somit ist es den Stomaträgerinnen und Stomaträgern möglich, an gesellschaftlichen Ereignissen unbeschwert teilzunehmen. Denn die Stomaabdeckung ist ein Verband, der nicht durch die Kleidung sichtbar ist, und die Darmgase werden, vom Tampon aufgenommen, nahezu geräuschlos nach außen abgeleitet. Zu Beginn sollte die Tragezeit auf eine Stunde begrenzt sein, diese kann aber, je nach Ausscheidungsrhythmus, auf mehrere Stunden ausgedehnt werden. Nach spätestens zwölf Stunden sollte die Abdeckung entfernt und mit einem Stomabeutel versorgt werden.

Zusätzliche Möglichkeiten sind Vitala-Kontinenzkontrollsysteme, welche durch einen speziellen Aufsatz sämtliche Geräusche, Gase und Aufblähungen verhindern. Diese ermöglichen Aktivitäten wie Baden, Schwimmen und Saunagänge, ohne zuvor den Filter abkleben zu müssen. Aus dem Filter entfaltet sich beim Lösen von der Basisplatte ein kleiner Beutel, welcher etwas Stuhl aufnehmen kann. Auf die Basisplatte können anschließend ein neues Vitala-System oder ein Beutel angebracht werden. (Vgl. Wiesinger & Stoll, 2012, S. 95ff)

7. Zusammenfassung und Ausblick

Eine optimale Versorgung für den Patientinnen und Patienten zu finden, ist keine leichte Aufgabe und braucht viel Erfahrung und Kenntnisse. Durch Schulungen versuchen Stomatherapeutinnen und Stomatherapeuten die anfängliche Unsicherheit zu reduzieren und unterstützen gleichzeitig einen Weg durch Lebensalltag zu finden. Doch trotz der guten Versorgungsmöglichkeiten können Fehler in der Versorgung entstehen und zu Hautläsionen führen. Sie führen zu Rötungen, Schmerzen und

Bewegungseinschränkungen und sorgen im Alltagsleben von Stomaträgerinnen und Stomaträgern für Einschränkungen. Um diese rasch und professionell zu behandeln, braucht es Klassifizierungsinstrumente.

Jedoch wird manchmal von Pflegekräften gänzlich darauf verzichtet, denn sie werden häufig mit einem hohen oder unnötigen Arbeitsaufwand assoziiert und somit abgelehnt. Sie haben sich also wenig im Pflegealltag etabliert. Gründe dafür könnten sein, dass der Dokumentationsaufwand mangelhaft kommuniziert wurde und dies zu der Ablehnung einer weiteren Pflegedokumentation führte. Oder ist es die Tatsache, dass es zwei Assessmentbeurteilungsbögen gibt, diese jedoch zu umfangreich und zeitintensiv sind, Dokumentationslücken aufweisen oder im Alltag für die Versorgung kaum Relevanz in der Therapieentscheidungen haben. Würden Assessmentinstrumente direkt in die Therapieentscheidung einwirken, könnte dies jedoch eventuell zu mehr Akzeptanz im Pflegealltag führen. Es wird nicht der vorteilhafte Nutzen für die Patientin oder den Patienten erkannt. Aber Assessmentinstrumente könnten unterstützen, neue Wege in der Behandlung zu gehen.

Vielleicht wäre es sinnvoll neue, vielleicht einfachere Assessmentinstrumente zu entwickeln. Denn mit den aktuellen Instrumenten, können jeweils nur voneinander abgegrenzte Aspekte erhoben werden. Es braucht aktuell mindestens zwei Klassifizierungsinstrumente, um den Status einer peristomale Hausläsion aussagekräftig zu klassifizieren. Deshalb könnte die Erfindung und Einführung einer All-in-one Skala helfen, die Akzeptanz und Verwendung unter den Pflegekräften verbessern. Dazu könnte die Expertise mittels Schulungen und Einzelgespräche mit Pflegeexpertinnen und Pflegeexperten helfen, damit mehr Assessmentinstrumente im Pflegealltag eingesetzt werden. Vielleicht könnte eine intensive Zusammenarbeit mit Herstellerunternehmen helfen, um ausreichend Informationsmaterialen über Klassifizierungsinstrumente zu erhalten.

Literaturverzeichnis

Antonini, M., Militello, G., Manfredda, S., Arena, R., Veraldi, S. & Gasperini, S. (2016). SACS 2.0: A proposal for classifying peristomal skin disorders: Results of a multicenter observational study. *Edizioni Minerva Medica. 14 (3)*, 140-151.

Bosio, G., Pisani, F., Lucibello, L., Fonti, A., Scrocca, A., Morandell, Ch., Anselmi, L., Antonini, M., Militello, G., Mastronicola, D. & Gaperini, S. (2007). A proposal for classifying peristomal skin disorders: Results of a multicenter observational study. *Ostomy Wound Management. 53 (9)*, 38-43.

Ginsberg, B., Gruber, G., Hofmann, G., Karg-Straninger, R., Summa, S. & Szliska, C. (2017). Komplikationen bei Stoma. In Gruber, G. (Hrsg.), *Ganzheitliche Pflege bei Patienten mit Stoma. Praxis und Beratung – stationär und ambulant.* (S. 184-223). München: Springer Verlag.

Gruber, G. & Heuwinkel-Otter, A. (2017). Der Stomaprozess. In Gruber, G. (Hrsg.), *Ganzheitliche Pflege bei Patienten mit Stoma. Praxis und Beratung – stationär und ambulant.* (S. 13-24). München: Springer Verlag.

Gruber, G., Gumbmann, N., Hasait, N., Kost, D., Linkenbach, P., Summa, S. & Wansch, D. (2017). Besondere pflegerische Versorgungsaspekte. In Gruber, G. (Hrsg.), *Ganzheitliche Pflege bei Patienten mit Stoma. Praxis und Beratung – stationär und ambulant.* (S. 132-184). München: Springer Verlag.

Gröne, J. (2018). Stoma. Coloproctology. CME Zertifizierte Fortbildung 40: 145-160. [WWW Document]. URL *https://link.springer.com/article/10.1007/s00053-018-0240-1?error=cookies_not_supported&code=6286537f-b3d6-4f02-a548-98f410de3d88* (24. Mai, 2021).

Hoeflok, J. (2016). Experiences with a ceramid-infused hydrocolloid skin barrier. *WCET Journal Vol. 36 (3),* 16-21.

Iesalnieks, I. (2020). Chirurgie des intestinalen Stomas (1. Aufl. 2020). Berlin: Springer Verlag.

Kwiatt, M. & Kawata, M. (2013). Avoidance and management of stomal complications. New York: *Clin Colon Rectal Surg 26 (2),* 112–121.

Maeda, S., Ouchi, A., Komori, K., Kinoshita, T., Oshiro, T., Ito, S., Abe, T. & Shimizu, Y. (2021). Risk factors for peristomal skin disorders associated with temporary ileostomy construction. *Surgery Today 51,* 1152-1157.

Marienfeld, U. (2020). Peristomale Wunden - Ursachen und Behandlung. *Heilberufe, 72 (4),* 18–21.

Martins, L., Ayello, A. E., Claessens, I., Hansen, A. S., Poulsen, H. L., Sibbald, R. G. & Jemec, G. B. (2010). The ostomy skin tool: tracking peristomal skin changes. *British Journal of Nursing, 19 (15),* 960-964.

Panfil, E. M. & Schröder, G. (2015). *Pflege von Menschen mit chronischen Wunden. Lehrbuch für Pflegende und Wundexperten.* 3. korrigierte Auflage. Bern: Huber Verlag.

Pietzonka, V. (2016). Ein Stoma richtig versorgen. *Heilberufe, 68 (6),* 28–31.

Pietzonka, V., Boesel, K. & Marienfeld, U. (2021). Das Leben mit einem Stoma meistern. Stomaversorgung und Patientenedukation aus einem pflegefachlichen und sektorenübergreifenden Blickwinkel (Teil 1). *PADUA. (2021) Fachzeitschrift für Pflegepädagogik, Patientenedukation und -bildung,* 16 (2), 117-122.

Vilz, T. O., v. Websky, M., Klaff, J. C. & Stoffels, B. (2020). Intestinale Stomata. *Der Chirurg, 91 (3),* 269–280.

Wiesinger, G. & Stoll-Salzer, E. (2012). *Stoma- und Kontinenzberatung. (Pflegepraxis) Grundlagen und Praxis.* 2. erweiterte Auflage. Stuttgart: Georg Thieme Verlag.

Wiesinger, G., Meyer, K. & Habermann, E. (2019). Einschätzung von peristomalen Hautschäden. Nutzung der Instrumente durch die Stomaberater in Österreich. *ProCare, 24 (10),* 12–19.

BEI GRIN MACHT SICH IHR WISSEN BEZAHLT

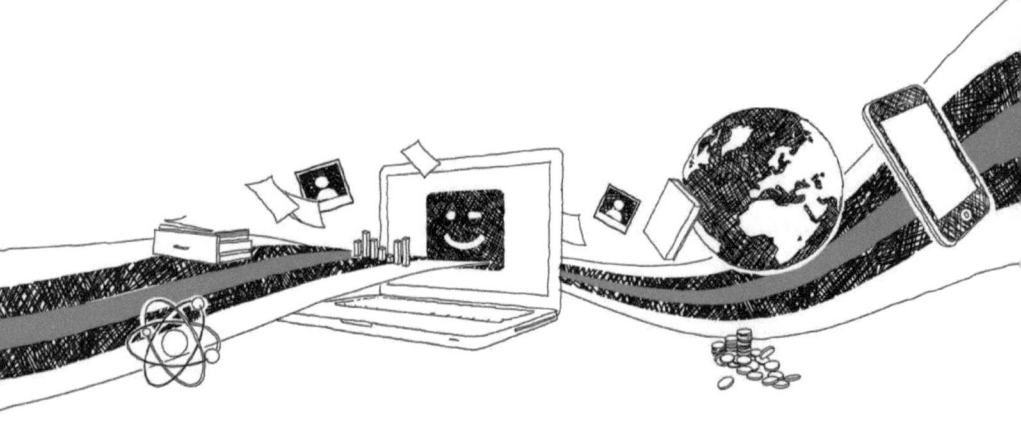

- Wir veröffentlichen Ihre Hausarbeit, Bachelor- und Masterarbeit

- Ihr eigenes eBook und Buch - weltweit in allen wichtigen Shops

- Verdienen Sie an jedem Verkauf

Jetzt bei www.GRIN.com hochladen und kostenlos publizieren

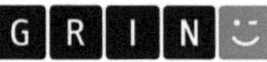